WIE MAN CHRONISCHE SCHLAFLOSIGKEIT ENDGÜLTIG HEILEN KANN

AUFHÖREN, UM 3 UHR MORGENS WACH ZU SEIN, NÄCHTLICHE WACHHEIT, ANGST UND NERVEN MIT NATÜRLICHEN BEHANDLUNGEN BESEITIGEN

Jorge O. Chiesa

Inhaltsverzeichnis

Einführung: Die Wissenschaft hinter Schlaflosigkeit

Haben Sie schon einmal an Schlaflosigkeit gelitten? Mit anderen Worten, haben Sie die Schwierigkeit, einzuschlafen und nachts einzuschlafen? Also, was verursacht es?

Schlaflosigkeit wird oft durch mehrere Gründe verursacht, wie z.B. zu wenig Ruhe, Hunger, psychisches Trauma, etc. Egal aus welchem Grund, Millionen von Menschen leiden unter dem Teufel namens Schlaflosigkeit. Es verhindert, dass Sie genügend Ruhe finden, verbraucht Ihre Energie und zerstört Ihre Produktivität am nächsten Tag. Ganz zu schweigen von den schädlichen Auswirkungen auf die eigene körperliche und geistige Gesundheit.

Was ist Schlaflosigkeit?

Schlaflosigkeit ist per Definition die Schwierigkeit, einzuschlafen und einzuschlafen. Dies bezieht sich auf die Arten der Unruhe, unter denen eine Person an verschiedenen Stellen in ihrem Schlafzyklus leidet. Eine einfache

Die Indikation für die Diagnose von Schlaflosigkeit ist, wenn eine Person mit der Menge an Schlaf, die sie geschlafen hat, nicht zufrieden ist.

Diejenigen mit Schlaflosigkeit:

Sie werden einen Mangel an Energie, Müdigkeit zu verschiedenen Tageszeiten, Schwierigkeiten bei der Konzentration auf

Aufgaben, schreckliche Stimmungsschwankungen und ein niedriges Leistungsniveau am Arbeitsplatz spüren. Schlaflose können eine der folgenden Erkrankungen haben

Symptome nach der Nacht aufbleiben:

Ein menschlicher Körper braucht Ruhe, um Geist und Körper zu verjüngen. Der Mangel an Ruhe in einem von ihnen wird Müdigkeit und verschiedene psychische Erkrankungen verursachen. Obwohl sie bis zum Kern erschöpft sind, können sie dennoch nicht einschlafen oder aus verschiedenen Gründen nicht einschlafen.

Die beiden Arten von Schlaflosigkeit

1. *Akute Schlaflosigkeit*

Es gibt zwei Haupttypen von Schlaflosigkeit. Die erste Art ist die Art der Schlaflosigkeit, wenn Sie nur ein paar unruhige Nächte haben. Oftmals können Sie leicht einschlafen und einschlafen. Für viele können Schlaflose nicht denken, dass sie darunter leiden, aber die Tatsache ist, dass sie akute Schlaflosigkeit haben können.

Also, was ist akute Schlaflosigkeit? Diese Art von Schlaflosigkeit kommt von den grundlegenden Stressniveaus, die Schlaflose zu diesem Zeitpunkt erleben. Sie werden mit einer kurzen Zeitspanne konfrontiert sein, in der sie aufgrund der damaligen Lebensumstände nicht einschlafen können. Diese Art von Schlaflosigkeit dauert nicht lange. Stattdessen geschieht dies nur aufgrund bestimmter Faktoren oder Ereignisse innerhalb eines bestimmten Zeitraums.

Zum Beispiel kann akute Schlaflosigkeit auftreten, nachdem Schlaflose mit der Wut ihres Chefs konfrontiert sind, eine schlechte Note bei einer Prüfung erhalten, wegen Verliebtheit abgelehnt werden oder einfach weil sie einen "schlechten Tag" haben. Diese Situationen können dazu führen, dass eine Person ein oder zwei Nächte hat, wenn sie einfach nicht schlafen kann. Viele Menschen haben vielleicht diese Art von Schlaflosigkeit erlebt und es neigt dazu, sich selbst zu lösen.

2. *Chronische Schlaflosigkeit*

Die zweite Art der Schlaflosigkeit ist bekannt als chronische Schlaflosigkeit. Schlaflosigkeit ist eine Form der verlängerten Schlaflosigkeit, die mindestens drei Nächte pro Woche auftritt und mindestens drei Monate andauert. Dies geschieht in der Regel, wenn Sie mit einer signifikanten Veränderung Ihrer Umgebung konfrontiert sind, sei es körperlich oder geistig. Es kann sein, dass es in ein neues Zuhause umzieht, einen geliebten Menschen verliert, sich an einem neuen Arbeitsplatz befindet, Herausforderungen in der Schule begegnet oder Schwierigkeiten hat, sich an ein härteres Klima anzupassen. Möglicherweise ist der Grund, warum chronische Insomniacs Schwierigkeiten beim Schlafen haben,, dass sie eine ungesunde Schlafgewohnheit ohne eine angemessene Schlafroutine haben.

Es ist in der heutigen Welt üblich; die moderne Gesellschaft hat den Schlafzyklus mit kurzen Schlafstunden ruiniert. Zu allem Überfluss schlafen die meisten von ihnen zu seltsamen Zeiten. Sie üben nicht die Gewohnheit, früh ins Bett zu gehen und am nächsten Tag früh aufzustehen.

Infolgedessen weiß der Verstand nicht, wann er sich schließen soll und wäre es gewohnt, lange wach zu bleiben. Deshalb ist Schlaflosigkeit zu einem häufigen Problem in der heutigen Gesellschaft geworden. Was die Menschen nicht verstehen, ist, dass der Körper nicht in der Lage sein wird, mit einer kleinen Menge Schlaf in einer Nacht zu funktionieren und hofft, ihren Schlafmangel durch ein Nickerchen später am Tag auszugleichen. Dies mag zunächst möglich und nützlich erscheinen, aber dieses Schlafmuster ist langfristig nicht nachhaltig.

Irgendwann werden Geist und Körper zusammenbrechen, und du wirst völlige Erschöpfung erleben, bis du genug Ruhe hast. Die beste Lösung ist, einen festen Schlafplan zu haben und eine gesunde Schlafroutine zu praktizieren. Andernfalls müssen Sie Ihren Arzt aufsuchen, um Medikamente zu erhalten. Es wird in der Regel im Zusammenhang mit einem anderen medizinischen oder psychiatrischen Problem, was bedeutet, dass der Grund, warum Sie möglicherweise chronische Schlaflosigkeit haben, ist auf Stress zurückzuführen. Was eine typische Situation zu sein scheint, wird bei chronischer Schlaflosigkeit stressig erscheinen. Ein unruhiger Geist und Körper wird durch jeden Reiz aus der unmittelbaren Umgebung gestört.

Die Ursachen von Schlaflosigkeit

Unabhängig von den Arten der Schlaflosigkeit, die Ursachen sind die folgenden

die gleiche Sache. Der Unterschied liegt in der Intensität der Emotionen, die ein Mensch während einer bestimmten Zeit erlebt.

Darüber hinaus können medizinische Grundbedingungen auch Schlaflosigkeit verursachen. Glücklicherweise ist Schlaflosigkeit in den meisten Fällen behandelbar.

Diese medizinischen Bedingungen können schwerwiegend oder mild sein und

Schlaflosigkeit zu einem anderen Zeitpunkt im Leben einer Person verursachen. Diese Symptome schließen nasale Allergien, Sinusallergien, Kreuzschmerzen, chronische allgemeine Schmerzen, Magen-Darm-Probleme, Arthritis, Asthma und andere neurologische Probleme ein.

Die Belastung des Körpers des Patienten führt dazu, dass der Geist für einen längeren Zeitraum wach bleibt. Wer sich zum Beispiel erkältet, wird feststellen, dass er die meiste Zeit der Nacht wach bleibt oder dass er häufig aufwacht. Beide Faktoren können dazu führen, dass eine Person mit einem schweren Mangel an Schlaf und Ruhe. Sie können versuchen, sich zu entspannen, während sie eine Erkältung haben, aber Schlaflosigkeit wird vorherrschen.

Haben Sie schon einmal schlaflose

Nächte erlebt, weil Sie sich nicht in eine bequeme Position bringen können? Diese Situation ist typisch, wenn Sie Schmerzen in Ihrem Körper verspüren. Der beste Weg, um schnell einzuschlafen und einzuschlafen, ist, den Körper in eine bequeme Position im Bett zu bringen. Es hilft auch bei der Heilung und sorgt für einen produktiveren Schlaf. Andernfalls werden Sie in einen ständigen Kampf geraten, um einzuschlafen und sich sogar für unnötige Medikamente zu entscheiden, wenn Sie Ihre beste Schlafhaltung nicht einnehmen können.

Mit all diesen verschiedenen Ursachen im Hinterkopf können wir nun zur Heilung übergehen. Aber es ist ebenso wichtig, alle Faktoren zu studieren, die die

Ursache Schlaflosigkeit. Aber wussten Sie, dass es auch Risikofaktoren für Schlaflosigkeit gibt? Wenn Sie feststellen, dass einige dieser Risiken auf Sie zutreffen, dann haben Sie einfach eine größere Chance, Schlaflosigkeit zu einem bestimmten Zeitpunkt in Ihrem Leben zu haben. Andernfalls achten Sie auf Ihre Gesundheit und Schlafgewohnheiten, um sicherzustellen, dass Sie für den Rest Ihres Lebens schlaflos sind.

Risikofaktoren für Schlaflosigkeit

Zu den Risikofaktoren für Schlaflosigkeit gehören eine Frau zu sein, schwanger zu sein oder in den Wechseljahren, Erwachsene über vierzig Jahre, die an mehr Stress leiden, an Depressionen leiden, einen Nachtjob haben, lange Strecken reisen, wo es eine Zeitänderung gibt, oder eine Familiengeschichte von Schlaflosigkeit haben. Alle diese Faktoren bringen eine Person der Schlaflosigkeit näher. Aber ist dir klar, dass die meisten dieser Risikofaktoren das Ergebnis deiner Entscheidungen sind? In den meisten

Fällen denken die Menschen, dass sie im Leben keine oder nur eine geringe Wahlmöglichkeit haben, was nicht wahr ist.

Sie können einen längeren Urlaub nehmen, wenn sie sich durch verschiedene Zeitzonen bewegen, aber das haben sie nicht. Sie mögen nach einem Tagesjob suchen, aber sie haben sich entschieden, die schwierigen Zeiten des Nachtjobs und der Anpassung an einen ganz anderen Lebensstil zu überstehen.

Es ist schwierig, mit den Risikofaktoren der Schlaflosigkeit umzugehen, aber letztendlich hängt alles von Ihren Entscheidungen ab. Manchmal kann man eine schwere Zeit im Leben haben. Es können Probleme mit dem Paar, der Familie oder der Arbeit sein. Nicht nur das, Sie könnten an finanziellen oder persönlichen Problemen leiden, bei denen Sie Schwierigkeiten haben, Ihr berufliches und privates Leben in Einklang zu bringen. All dies wird dich treffen und dich nachts wach halten, bis der meiste Stress oder die Depression verschwunden ist. In einigen Fällen kann es länger dauern. In anderen Fällen können Menschen Lösungen finden und schwierige Zeiten relativ schnell überwinden. So oder so, die richtige Mentalität ist das Mittel gegen emotionale Schlaflosigkeit.

Weil Schlaflosigkeit viele verschiedene Ursachen und Risikofaktoren hat, gibt es viele verschiedene Dinge, die Sie tun können, um Sie davon abzuhalten, mehr schlaflose Nächte und Unruhe zu haben. Meistens ist es einfach herauszufinden, was die Ursachen sind, aber die eigentliche Herausforderung ist, wie man darüber hinweg kommt und eine gute Nachtruhe hat. Das Leben kann schwierig sein, und manchmal kann es eine Person so weit treffen, dass sie nicht einmal sicher ist, ob sie wieder aufstehen kann.

Der erste Schritt zur Überwindung von Schlaflosigkeit ist, keine Angst zu haben. Haben Sie keine Angst vor einem Ergebnis, das eintreten könnte oder auch nicht. Angst erzeugt mehr Stress in deinem Leben, als sie dir dient. Tatsächlich kann er seine Schlaflosigkeit nur noch verstärken. Vorbeugen ist immer besser als Heilen. Denken Sie immer daran, ruhig zu bleiben und Gesundheitstipps zu befolgen, um Schlaflosigkeit zu vermeiden.

Der Geist eines Menschen mit Schlaflosigkeit

Forscher auf der ganzen Welt schließen sich ihrem Verstand an, um herauszufinden, wie das Gehirn eines Schlaflosen funktioniert. Sie untersuchen weiterhin die Eigenschaften aller Gehirnströme und wie Gedanken tagsüber und nachts interagieren.

> ### *Wie der Geist funktioniert*

Während jeder Stunde des Tages ist der Geist in der Lage, sich an jede neue Situation anzupassen. Ob du versuchst, Essen zu holen, etwas zu trinken, aus dem Auto zu steigen, durch eine Tür zu gehen oder einfach nur ein wenig auszuruhen, der Verstand wird ständig versuchen, neue Wege zu finden, um zu überleben und zu gedeihen. Du wirst den Kreislauf des Erhaltens von genügend Ressourcen während des Tages fortsetzen und wirst genug Energie haben, um in der Nacht zu heilen und zu ruhen.

Normalerweise sind Menschen mit einem gesunden Niveau an Gehirnwellen mit ausreichender kognitiver Stabilität während des Tages in der Lage, Teile der Gehirnströme abzuschalten.

> ***Gehirndenken***

In der Nacht. Wenn die Nacht tiefer wird, beginnt das Gehirn zu verlangsamen und zu schlafen. Ihre Wachsamkeit und Konzentration nimmt in der Regel nachts ab. Deshalb fällt es einem Menschen schwerer, eine Aufgabe nachts zu erledigen.

Studien zeigen, dass sich der Prozess des Geistes im Laufe des Tages natürlich ändert und manchmal eine größere Form der Angst verursacht. Es ist, wenn Gehirnströme unregelmäßig werden und sich weigern, sich aufgrund einer immensen Menge an Stress während des Tages zu verlangsamen. Deshalb wird sich der Geist nachts nicht vollständig entspannen können. Stattdessen werden Sie eine Zeitspanne durchlaufen, in der sich die Gehirnströme ungewöhnlich schnell bewegen, mehr Gedanken verursachen und nachts mehr Energie verbrauchen. Alles, was eine Person tagsüber durchgemacht hat, wird nachts abgeholt. Der Körper durchläuft dann doppelt so viel Energie und Ressourcen, um die Gedanken zu verarbeiten, und das verursacht am nächsten Tag Müdigkeit und Energiemangel.

➢ *Der Verstand und die Gehirnströme*

Was den Geist und die Reaktion der Gehirnströme auf die Phasen der Schlaflosigkeit betrifft, so gibt es drei verschiedene Studien, die zeigen, wie das Gehirn in der Nacht reagiert. Es hat sich gezeigt, dass Gehirnlern- und Gedächtnisverarbeitungsfunktionen den Schlaf einer Person beeinflussen. Je mehr Sie tagsüber lernen, desto mehr Gedanken und Erinnerungen werden vom Gehirn in der Nacht verarbeitet.

Träume entstehen aus den eigenen Gedanken und Erfahrungen im wirklichen Leben. Je mehr du im Leben erlebst, desto mehr träumst du in der Nacht. Die Fähigkeit, eine größere Vielfalt an Träumen zu haben, erlaubt es dem Geist, sich zu beruhigen und vage Bilder zu bilden, um sein Gedächtnis zu stärken.

Wenn man in einen tiefen Schlaf fällt,
neigt man dazu, sich im Traumzustand zu
befinden. Manchmal kann man sogar
Alpträume haben. Aber alles kocht, sogar
deine unterbewussten Gedanken und die
Art von Erfahrung, die du gemacht hast.

Tag vs. Nacht

Was ist in dem schlaflosen Gehirn los?
Erstens ist Ihr Gehirn nachts aktiver und
hat Schwierigkeiten, einen Zustand der
Ruhe und Entspannung zu erreichen. In
einer der Studien über Gehirnwellen
während der Schlaflosigkeit haben
Wissenschaftler gezeigt, dass die
Neuronen des Gehirns des Schlaflosen am
aktivsten in der Nacht sind.

Schlaflose Menschen neigen dazu, viele
Gedanken durch den Kopf zu gehen, was
zu Schlaflosigkeit führt. Sie erleben den
ganzen Tag über einen konstanten
Zustand der Informationsverarbeitung,
ohne die Möglichkeit, diese zu stoppen.
Letztendlich werden sie an Schlaflosigkeit
leiden und mit den Folgen einer
unzureichenden Erholung konfrontiert

sein.

Experten sagen, dass Schlaflosigkeit nicht direkt als Nachtstörung angesehen werden sollte. Tatsächlich ist es eher ein 24-Stunden-Hirnzustand, der das Gehirn den ganzen Tag über aktiv hält.

Der Schlaf spielt eine wichtige Rolle bei der Verarbeitung und Speicherung von Erinnerungen. Schlafmangel stört das Langzeitgedächtnis. Du wirst Schwierigkeiten haben, dich zu konzentrieren, dich an Fakten und sogar an kleine Details zu erinnern. Diese Theorie wurde mit einer Gruppe von Studenten in einem Kurztest getestet. Eine Gruppe schlief die ganze Nacht, während eine andere Gruppe die Nacht zuvor nicht geschlafen hat. Schüler, die mehr schliefen, konnten sich mehr konzentrieren und sich einige Stunden später an ihre Antworten auf den Test erinnern. Die Gruppe der Kursteilnehmer, die nicht genug Schlaf erhielten, kämpfte mit dem Test, erzielte unterdurchschnittliche Ergebnisse und erinnerte sich kaum an die Antworten, die sie eine Stunde nach dem Test schrieben.

Die Mythen

Das Ziel dieses Experiments ist es, die Bedeutung von Ruhe für den Fokus und das Gedächtnis einer Person aufzuzeigen. Tatsächlich können Schlaflose nicht das gleiche Maß an Konzentration haben wie diejenigen, die sich ausreichend ausgeruht haben. Überraschenderweise glauben einige Leute, dass sie tagsüber die gleiche Aufmerksamkeitsspanne haben könnten. Die Tatsache, dass das Gehirn nachts genauso aktiv ist wie tagsüber, bedeutet nicht, dass das Gehirn auf seinem maximalen Niveau funktionieren kann.

Neben mangelnder Konzentration zeigt die Forschung, dass Schlaflosigkeit mehr Plastizität im Gehirn hat. Die Erforschung, was Plastizität ist und wie sie zu Zuständen von Schlaflosigkeit beiträgt, ist jedoch noch unbekannt. Aber was sie wissen, ist, dass sich die Plastizität des Gehirns im Laufe des Lebens eines Menschen ansammelt und später zu anderen Formen von Krankheiten beiträgt. Die Plastizität des Gehirns ist die Fähigkeit des Gehirns, sich strukturell und funktionell als Reaktion auf physische oder ökologische Faktoren zu verändern.

In den meisten Fällen erlaubt uns die Plastizität des Gehirns, neue Informationen aufzunehmen, neue Dinge zu lernen und im Laufe der Zeit weiter zu wachsen.

Erwachsensein. Aber im Falle von Schlaflosigkeit schädigt es die Gehirnzellen und führt zur Plastizität des Gehirns. Dies führt zu schlechter Gedächtnisleistung und Konzentrationsschwäche. Nicht nur kurzfristig, sondern auch langfristig. Es ist schwieriger, alle Ebenen der Konzentration und des Gedächtnisses als Person im Alter zu halten.

Das Gehirn des unruhigen Geistes

Andere Forschungen wurden durchgeführt, um herauszufinden, wie sich Stress und Angst auf den Schlaf auswirken. Das Ziel war es, festzustellen, ob eine Person mit einem stressigen Lebensstil Schlaflosigkeit hat und wie das Gehirn nachts reagiert. Und hier ist das Ergebnis: Die kognitive Funktion des Gehirns ändert sich nicht, ob sie an Schlaflosigkeit leiden oder nicht. Für Schlaflose ist es jedoch schwieriger, Informationen den ganzen Tag über zu konzentrieren und zu verarbeiten.

Die meisten Forschungen zeigen, dass der Geist von Insomniacs während der Nacht wandert. Sie werden Schwierigkeiten haben, sich am nächsten Tag zu konzentrieren; sie werden mit

Herausforderungen bei der Verwaltung ihrer Arbeit, ihres Studiums und sogar ihres persönlichen Lebens konfrontiert sein.

Mit anderen Worten, der Geist wird am nächsten Tag Schwierigkeiten haben, optimal zu funktionieren, und Schlaflose werden nicht in der Lage sein, ihr Bestes zu geben. Ein weiterer Teil der Forschung verglich Gedächtnis, Funktion und Effizienz, um jede Aufgabe zu erfüllen, die an Schlaflose und diejenigen, die genug Ruhe hatten, gestellt wurde.

Studien zeigen, dass Schlaflose nicht in der Lage sind, sich die meisten ihrer Erinnerungen während des Tages zu merken. Infolgedessen haben sie Schwierigkeiten, ihre täglichen Aufgaben zu erfüllen. Ihr Verstand würde wandern, selbst wenn sie einfache Aufgaben ausführen. Wenn es beispielsweise um die

Zubereitung des Frühstücks geht, gehen Menschen mit gesundem Schlaf in die Küche, treffen schnelle Entscheidungen und beginnen ihren Tag. Auf der anderen Seite werden diejenigen, die an Schlaflosigkeit leiden, die Küche betreten, am Ende mehr Schränke öffnen, durch das gleiche Essen schauen und nicht herausfinden können, was sie zum Frühstück haben sollten.

Und hier ist die Erklärung: Die Gehirnströme eines Schlaflosen sind langsamer, und das führt dazu, dass er oder sie sich langsamer bewegt und einfache Dinge schnell vergisst. Darüber hinaus wird der präfrontale Kortex mit zunehmendem Tagesverlauf und mehr Aufgaben beginnen, weniger Ressourcen zu haben, und die Gehirnströme werden unregelmäßig. Das Gehirn wird versuchen, aktiv zu bleiben, aber es wird nicht genug Energie haben, um alles zu verarbeiten. Daher wird das Gehirn schließlich

auslaufen, wenn Sie an Schlaflosigkeit
leiden.

Graue Materie

Die dritte und letzte wissenschaftliche Studie ist die Bestimmung der Rolle der grauen Substanz im Gehirn. Das Wichtigste, was man über die graue Substanz wissen sollte, ist, dass sie im Frontallappen existiert und die Prozesse des Gedächtnisses und der Exekutivfunktion steuert. Wenn Schlaflose nachts nicht genügend Schlaf bekommen, haben sie einen erheblichen Rückgang der Grauen Substanz. Ob sie an Schlaflosigkeit leiden oder generell nicht schlafen können, sie beginnen langsam Symptome von Depressionen oder Traumata zu entwickeln. Die zugrunde liegende Ursache von Schlaflosigkeit ist in der Regel Stress. Der beste Weg, dieses Problem zu lösen, ist, einen Arzt zu konsultieren, um herauszufinden, welche Art von Medizin für Sie die beste ist.

Kurz gesagt, der Geist muss genug Schlaf und Ruhe bekommen, um ausreichend konzentriert zu sein. Schlaflosigkeit bringt Ihren Körper nur in den Overdrive-Modus und deshalb werden Sie sich nicht genug ausruhen. Die nächste wichtige Sache, an die man sich erinnern sollte, ist, jede Nacht genügend Nahrung und Schlaf zu bekommen. Egal wie schwierig es ist, ein Gleichgewicht zu finden, es ist wichtig, jeden Tag ein hohes Maß an Konzentration zu haben, um das Beste aus Ihrem Tag herauszuholen.

Das Negativste an Schlaflosigkeit ist.

Im letzten Kapitel wurde der Verstand untersucht, um zu verstehen, wie Schlaflosigkeit das Gehirn direkt beeinflusst. Diese Störung für irgendeine Zeitspanne zu haben, wird eine massive negative Auswirkung auf den Geist haben. Neben Gedächtnisverlust verursacht Schlaflosigkeit auch Müdigkeit, Nachlässigkeit und mangelnde Wachsamkeit am nächsten Tag. Geist und Körper brauchen Ruhe, um am nächsten Tag gut zu funktionieren. Wenn es keine Ruhe gibt, dann werden Graue Substanz, Gedächtnis und die ausgeklügelten Aufgaben des Geistes zerfallen, und Schlaflose werden Schwierigkeiten haben, den Tag zu überstehen. Dein Verstand wird wandern, und du wirst kämpfen, um den ganzen Tag über konzentriert zu bleiben.

Die 5 Dinge, die du jeden Morgen tust.

Hier ist eine kleine Übung: Zuerst versuchen Sie, an all die Dinge zu denken, die Sie in dem Moment getan haben, als Sie heute aufwachen. Denke über die ersten fünf Dinge nach, die du getan hast. Sie können den Wecker ausschalten, das Telefon überprüfen, aufstehen, das Licht einschalten und zum Badezimmer gehen. Egal, was Ihre übliche Routine ist, Sie neigen dazu, alle Ihre regelmäßigen Aktivitäten einwandfrei auszuführen. Ob du es glaubst oder nicht, du führst all diese Aktivitäten unbewusst durch, ohne viel nachzudenken, nur weil es zu einer täglichen Routine wurde.

Wenn Sie jedoch an Schlaflosigkeit leiden, sind Sie nicht so konzentriert, wie

Sie es normalerweise sind. Der Verstand wird weiterhin so schnell denken, wie er es normalerweise tun würde, aber er verfügt nicht über alle Ressourcen und Energien, um richtig zu funktionieren. Kurz gesagt, es kann schwierig für Sie sein, Ihre ersten fünf Aktivitäten am Morgen zu machen, und Sie können Schwierigkeiten haben, jede Aufgabe zu erfüllen.

Eine einfache Möglichkeit, dies zu wissen, ist, wenn Sie erkennen, dass es länger gedauert hat, als es sollte, um diese Aufgaben zu erfüllen. Die fünf Aktionen, die nur 2 Minuten dauern sollen, können mehr als 10 Minuten dauern, wenn Sie nicht genug ausgeruht haben. Du kannst sogar vergessen, ein oder zwei Aufgaben zu erledigen. Sie können vergessen, den Alarm auszuschalten und Ihr Telefon auf Updates zu überprüfen. Viele verschiedene Dinge können passieren, aber im Allgemeinen ist dies nur die Spitze des Eisbergs, wenn man mit Schlaflosigkeit zu kämpfen hat.

Beeinträchtigung des Berufslebens

Nach der ersten Nacht, in der Sie mit Schlaflosigkeit konfrontiert sind, können Sie eine deutliche Abnahme Ihres Energieniveaus feststellen. Sie können es schwierig finden, den Tag zu planen, oder Sie können es schwieriger finden, sich an alle Informationen während des Tages zu erinnern.

In den meisten Fällen beginnt Ihr Tagesablauf mit dem Aufwachen, der Vorbereitung auf die Arbeit oder gar dem Einkaufen. Alle Aufträge erfordern einen 100%igen Ansatz, um eine hohe Leistung und Effizienz zu gewährleisten. Andernfalls müssen Sie sich vielleicht der Musik Ihres Chefs stellen. Egal wie erschöpft du dich fühlst, es gibt nur eine bestimmte Anzahl

von Tagen, an denen du Sympathie
bekommst. Es gibt eine begrenzte Anzahl
von Krankheitsfällen, die Sie in einem Jahr
nehmen können. Lassen Sie sich also
nicht von Schlaflosigkeit Ihr Privat- und
Berufsleben zerstören. Übernimm das
Kommando und werde ihn ein für alle Mal
los.

In Ihrem Job wird von Ihnen erwartet,
dass Sie Aufgaben innerhalb einer
bestimmten Frist erledigen. Ob Sie nun für
das Packen von Kartons, Recherchen oder
Schreiben zuständig sind, Sie müssen fast
jeden Tag an der Spitze Ihres Spiels
stehen. Sie müssen die ganze Zeit
Höchstleistungen erbringen und am Ende
des Monats Ihren wohlverdienten
Gehaltsscheck verdienen. Jede
Ruhepause, die in der Nacht geopfert
wird, kann am nächsten Tag zu einer
schlechten Leistung führen.

Haben Sie Schlafmangel?

Jeder Mensch hat seinen eigenen Schlafrhythmus, und Experten empfehlen 6 bis 8 Stunden Schlaf pro Tag. Die genaue Anzahl hängt von der Person ab. Einige von uns brauchen mehr Ruhe, andere weniger. Aber am Ende des Tages ist es immer besser, ein paar Stunden Schlaf zu verlieren, als eine ganze Nacht lang die Ruhe zu verlieren. Zum Beispiel, anstatt acht Stunden Schlaf zu bekommen, bekommst du nur sechs Stunden Schlaf. Diese zwei Stunden Schlaf mögen entscheidend erscheinen, aber sie werden Ihrem Leben nicht so viel Schaden zufügen wie Schlaflosigkeit. Der Verlust von zwei Stunden Schlaf kann Sie verlangsamen, aber die Chancen stehen gut, dass Sie am Ende des Tages weitermachen und alle Aufgaben erledigen können. Auf der anderen Seite kann der

Verlust einer ganzen Nacht Schlaf das Gehirn abschalten. Sie werden den Tag damit verbringen, mit einfachen Aufgaben zu kämpfen.

Wenn Ihr Chef beispielsweise ein Adressbuch auf Ihren Schreibtisch legt, können Sie den Inhalt problemlos lesen. Aber zu erkennen, was jedes Element auf der Liste bedeutet, ist der schwierige Teil für Menschen mit Schlaflosigkeit. Was wie ein Spaziergang im Park aussieht, mag für Schlaflose wie eine unmögliche Mission erscheinen.

Oft verliert man die Konzentration und den Sinn des Tages, wenn man nicht schläft. Du würdest ständig nach dem schnellsten Weg suchen, den Tag zu verbringen, anstatt über den besten Weg nachzudenken, den Tag zu verbringen. Auf den ersten Blick mag es überschaubar erscheinen, weil man von Zeit zu Zeit noch Dinge tun kann. Aber die Wahrheit ist, dass es auf lange Sicht Ihrem Ruf am Arbeitsplatz wegen der schlechten Qualität Ihrer Arbeit schaden wird. Darüber hinaus ist bekannt, dass Schlaflose ein schlechtes Temperament und ein schlechtes Arbeitsverhältnis zu ihren Kollegen haben.

Die Leute werden deine Ineffizienz irgendwann bemerken. Ihr Chef wird feststellen, dass Sie langsamer arbeiten, dass Sie sich nicht so sehr konzentrieren und dass Sie nicht die richtige Einstellung haben, um den Job zu erledigen. Du kannst ihn in die falsche Richtung für deinen Chef lenken, und du könntest auch riskieren, gefeuert zu werden. Obwohl dies zu diesem Zeitpunkt unwahrscheinlich erscheint, sollten Sie bedenken, dass die Wahrscheinlichkeit sehr hoch ist. Schlaflosigkeit ist ein belastender Faktor im Leben, der nicht nur am Arbeitsplatz, sondern auch im Privatleben Probleme verursachen kann.

Beeinträchtigung des Privatlebens

Wenn du an dein persönliches Leben denkst, denke an alles, was dir wichtig ist, an die Dinge, die du in deinem Herzen trägst. Du denkst vielleicht an deine Frau, deinen Mann, deine Kinder, deine Haustiere oder an jeden anderen Aspekt. Einige Leute können sogar an ihren Garten oder das Umbauprojekt denken, an dem sie gearbeitet haben.

Es gibt keine richtige oder falsche Antwort darauf. Es ist dein eigenes Leben, und der Schlüssel zum Erfolg in deinem persönlichen Leben ist das Gleichgewicht. Die meisten Menschen gehen ihren Alltag an, ohne viel darüber nachzudenken. Einige Beispiele sind einfache Aufgaben wie das Frühstück für Ihre Kinder, das

Einsteigen ins Auto oder das Essen.

Normalerweise sind dies keine schwierigen Aufgaben, aber Schlaflose können das Gegenteil empfinden. In dem Moment, in dem das persönliche Leben eines Menschen aus dem Gleichgewicht zu geraten beginnt, kommt es zu stressigen Momenten, und sie beginnen sich zu fragen, ob es einen Weg gibt, in einen stabilen Zustand zurückzukehren.

Ob der Stress dadurch entsteht, dass man keine Lebensmittel rechtzeitig hat oder spät aufwacht, eine minimale Menge Stress kann sich in etwas Außer Kontrolle geraten. Schlaflosigkeit verursacht eine erhebliche Menge an Stress und Erschöpfung.

Es wird keinen spezifischen Gedanken in deinem Geist geben; dein Geist wird nur mit zufälligen Gedanken ohne Kontext wandern. Das Gleiche gilt für Ihr Berufsleben. Wenn Sie an Schlaflosigkeit leiden und Ihre Kinder auf die Schule vorbereiten müssen, können Sie Ihre Lunchbox verpassen, vergessen, Ihre Kleidung zu bügeln und die Liste geht weiter.

Denke immer daran, dich selbst an die erste Stelle zu setzen, da "Selbstliebe NICHT egoistisch ist". Wenn du dich ständig an den letzten Platz stellst, wirst du dich in einer Abwärtsspirale des Lebens befinden, die nicht in der Lage ist, deinen ultimativen Zweck im Leben zu erfüllen.

Jetzt ist es an der Zeit, ein großes Missverständnis in unserer Gesellschaft zu enthüllen, die Wahrnehmung, sich selbst als arrogant, böse und egoistisch zu betrachten. Was sie nicht verstanden haben, ist, dass, wenn du damit beschäftigt bist, die Anforderungen anderer zu erfüllen, ohne die Ziele deines Lebens zu erreichen, du dich unzufrieden und verdammt fühlen würdest. Sie würden Ihren Antrieb, Ihre Motivation, Ihren Enthusiasmus und Ihre Produktivität verlieren, wenn Sie diesen Weg einschlagen würden. Also hör auf, anderen zu gefallen und priorisiere dich zuerst. Nur dann wirst du einen unaufhaltsamen Antrieb haben, mehr zu erreichen, und du wirst im Gegenzug mehr zu bieten haben.

Zu Hause müssen Sie möglicherweise Ihr Zuhause behalten, indem Sie den Rasen mähen oder um das Haus herumgehen, um nach Insekten zu suchen. Unabhängig davon, was Sie tun, müssen Sie sich die Schritte merken, um jede Aktion genau auszuführen. In dem Moment, in dem du an Schlaflosigkeit leidest, wirst du dich nicht mehr gut erinnern können, und es wird für dich schwieriger sein, dies zu tun.

Ein weiterer wichtiger Teil deines persönlichen Lebens ist deine Beziehung zu anderen. Ob Ihr Partner, Ehemann, Ihre Frau, Ihr Freund oder Ihre Freundin, eine Beziehung ist ein Job für sich. Wenn du deinem Partner nicht die volle Aufmerksamkeit schenkst, weil du nicht genug Ruhe hattest, dann kannst du erwarten, dass deine Beziehung zerbricht. Diese Situation wird zu Argumenten, Unzufriedenheit, Frustration, Einsamkeit und Traurigkeit in einer Beziehung führen. Alle diese Emotionen können einen Punkt erreichen, an dem eine größere Konfrontation notwendig sein kann.

Umgang mit Schlaflosigkeit

Es ist schwer, mit Schlaflosigkeit umzugehen, wenn keine Energie mehr in dir ist. Du wirst dich die ganze Zeit müde fühlen und dich weniger um die Dinge kümmern, die um dich herum geschehen. Dein Verstand wird wandern, und oft ergeben diese Gedanken überhaupt keinen Sinn. Das Leben selbst ist hart genug. Stellen Sie sich vor, Sie fügen die Tatsache hinzu, dass Sie sich nicht ausruhen und sich mit all den Hindernissen auseinandersetzen müssen, die Ihnen das Leben bietet: Wie würden Sie sich fühlen? überfordert? gestresst?

Sie könnten am Ende Ihre Zeit an Ihrem Arbeitsplatz verschwenden. Sie dürfen als Familie keine Mahlzeiten zubereiten und können Ihre Kinder verärgern. Du

könntest anfangen, all die kleinen Dinge
zu vergessen, die normalerweise für deine
romantische Beziehung wichtig sind. Viele
Bereiche in Ihrem Leben können wegen
der Schlaflosigkeit nach Süden gehen. Mit
all dem im Hinterkopf ist jetzt die Zeit
gekommen, sich vor Schlafverlust zu
schützen und jede Nacht optimal
auszuruhen.

Die Heilung: Natürliche und künstliche Heilmittel

Der Schlaf ist unglaublich wichtig für die Gesundheit. Wir müssen schlafen, damit unser Körper heilt und sich von den Aktivitäten unseres Tages erholt. Leider haben viele Menschen Schwierigkeiten beim Einschlafen oder bekommen einfach nicht genug Schlaf, da kommen Schlafmittel ins Spiel.

Es gibt zwei grundlegende Kategorien, wenn es um Schlafmittel geht.

> ### Künstliches Mittel

Das erste ist das künstliche Mittel. Diese Art von Medizin findet man in der

Apotheke und Klinik. Sie werden in der Regel verschrieben, um die Krankheit an ihrer Wurzel zu behandeln. Künstliche Mittel kosten in der Regel eine Pumpe, liefern aber in der Regel schnelle Ergebnisse. Die meisten der heutigen Medikamente sind giftig, gefüllt mit schädlichen Chemikalien, die nicht sicher sind, über einen längeren Zeitraum konsumiert zu werden.

➢ *Natürliches Heilmittel*

Die andere Art von Heilmittel wird als natürliches Heilmittel bezeichnet. Die Menschen praktizieren seit Jahrhunderten die Naturheilkunde. Diese Art von Heilmittel nutzt den natürlichen Heilungsprozess des Körpers zur Bekämpfung von Schlaflosigkeit. Es ist oft billiger, aber was sie auszeichnet, ist die Tatsache, dass sie nicht so giftig sind wie künstliche Mittel.

Unabhängig von der Art des Mittels, das Sie wählen, ist das Ziel, Ihnen zu helfen, einzuschlafen und einzuschlafen. Diese Mittel sollen Ihnen helfen, nachts mehr Ruhe zu finden. Die meisten dieser Mittel verursachen Schläfrigkeit, daher ist es am besten, sie kurz vor dem Schlafengehen einzunehmen, sofern nicht anders angegeben. Es ist auch wichtig, dass Sie mit einem Arzt sprechen, bevor Sie eines der unten aufgeführten Medikamente einnehmen.

- Eszopiclone: Auch bekannt als Lunesta, ist eine Gruppe von Medikamenten, die in der Lage sind, Sie einfach und schnell einzuschlafen. Statistiken zeigen, dass Lunesta in der Lage ist, die meisten Menschen durchschnittlich 7-8 Stunden lang einzuschlafen. Es ist eine starke Medikamentengruppe, also halten Sie sich von ihr fern, es sei denn, Sie können sich eine ganze Nacht lang ausruhen, um Schläfrigkeit zu vermeiden. Die FDA begrenzt die Dosis des Medikaments auf nicht mehr als 1 mg. Alles andere kann das Risiko einer Betäubung am nächsten Tag mit sich bringen.

- Ramelteon: Diese Gruppe von Medikamenten wirkt anders, verursacht keine unerwünschten Wirkungen auf die Benutzer wie Schwindel, Schläfrigkeit, etc. Die gebräuchlichen Medikamente, die zum Einschlafen verwendet werden, richten sich an das ZNS (Zentrales Nervensystem), dämpfen dessen Funktionen und versetzen den Benutzer in einen Schlafzustand. Ramelteon hingegen konzentriert sich speziell auf den Schlaf-Wach-Zyklus. Dieses Medikament wird für Menschen verschrieben, die

Schwierigkeiten beim Einschlafen haben. Aufgrund der fehlenden Nebenwirkungen kann Ramelteon für die langfristige Anwendung verschrieben werden. Das Medikament hat auch keine Vorgeschichte von Missbrauch oder Abhängigkeit gezeigt.

• Zaleplon: Auch bekannt als Sonate. Die meisten Medikamente haben eine lange Aktivierungszeit im menschlichen Körper. Die Sonate ist keine von ihnen. Unter den neuesten Schlaftabletten gelang es Sonata, so kurz wie möglich im System aktiv zu bleiben. Mit anderen Worten, dieses Medikament hinterlässt am nächsten Morgen nur wenige oder keine Nebenwirkungen. Zum Beispiel, wenn eine Person Schwierigkeiten beim Einschlafen hat, hilft ihnen eine Sonatentablette, einzuschlafen, ohne sich am nächsten Tag schlecht zu fühlen.

* Doxepin: Auch bekannt als Silenor. Diese Gruppe von Medikamenten wird speziell für diejenigen verschrieben, die Schwierigkeiten beim Einschlafen haben. Man kann sagen, dass es ein künstliches Mittel für "Leichtschläfer" ist, die nachts dank minimaler Reize leicht aufwachen. Es wirkt durch die Unterdrückung von Histaminrezeptoren und hilft so, den Schlaf nach dem Einschlafen aufrechtzuerhalten. Da dieses Medikament erfordert, dass Sie für eine bestimmte Zeit schlafen, nehmen Sie Silenor nicht ein, es sei denn, Sie können bis zu 7-8 Stunden pro Nacht schlafen. Die Dosis hängt von Ihrem Ansprechen auf die Behandlung, Ihre Gesundheit und Ihr Alter ab.

- Benzodiazepine: Benzodiazepine sind sowohl für kurz- als auch für langfristige Schlaflosigkeit geeignet. Es hat eine nachhaltige Wirkung auf den Körper, da es lange Zeit im System bleibt. Daher kann dieses Medikament für diejenigen, die seit langem an Schlaflosigkeit leiden, auf ihrem Weg zur vollständigen Genesung helfen.

Es wird häufig zur Behandlung von anhaltenden Alpträumen und Schlafwandeln verwendet. Da die Wirkung dieses Medikaments unflexibel ist, können Sie sich am nächsten Tag müde und schläfrig fühlen. Eine weitere Nebenwirkung dieses Medikaments ist, dass dieses Medikament zu Drogenabhängigkeit führen kann, was bedeutet, dass Sie sich auf dieses Medikament verlassen müssen, um in

Zukunft einzuschlafen und einzuschlafen.

Benzodiazepine finden sich in den Schlafmitteln Triazolam (Halcion), Alprazolam (Xanax), Temazepam (Restoril) und anderen.

Es ist wichtig, vor der Einnahme einer Schlaftablette eine medizinische Untersuchung durchzuführen. Gehen Sie zu einem Arzt für eine vollständige Untersuchung. immer

Sprechen Sie mit Ihrem Arzt über die Nebenwirkungen von Medikamenten, bevor Sie sich entscheiden, welche Pillen Sie einnehmen sollen. Jedes Medikament kann verschiedene Nebenwirkungen haben. Nebenwirkungen können Kopfschmerzen, schwere allergische Reaktionen, verlängerte Schläfrigkeit, um nur einige zu nennen, sein.

Auf der anderen Seite würden einige Naturheilmittel bevorzugen. Sie müssen sich nicht auf Chemikalien mit schädlichen Nebenwirkungen verlassen, insbesondere nicht auf das Aufwachen. Stattdessen, warum nicht natürliche Heilmittel verwenden, um Ihren Schlafzyklus zu reparieren und der Schlaflosigkeit ein Ende zu setzen?

Camping

Wenn die Anziehungskraft des Fernsehens oder des Telefonierens Sie bis spät in die Nacht wach hält, ist es an der Zeit, das Zelt abzuholen und zu campen. Halten Sie sich von elektronischen Geräten fern und genießen Sie von Zeit zu Zeit die digitale Entgiftung. Versetzen Sie sich in eine ungestörte Zone und achten Sie auf Ihre Umgebung und sich selbst. Nutzen Sie diese Zeit, um zu meditieren, etwas Yoga zu machen, zu schreiben, sich an Ihre Gedanken zu erinnern oder einfach nur zu atmen.

Laut mehreren Studien schlafen Camper, die sich von Geräten und Praxisritualen wie Meditieren oder Musik hören fernhalten, etwa 2 Stunden früher als sonst ein. Ein weiterer wichtiger Punkt, den man beachten sollte, ist, dass digitale Geräte zur Schlaflosigkeit beitragen. Es wurde festgestellt, dass künstliche Lichtquellen den zirkadianen Rhythmus negativ beeinflussen.

Versuchen Sie, auf dem Boden zu schlafen, nicht im Auto oder im Cockpit. Auf diese Weise wirst du bestraft und bist eins mit der Natur. Unabhängig davon, was du während des Camps tust, ist das ultimative Ziel, dich zu entspannen, von den Ablenkungen und Anforderungen anderer wegzukommen, vom künstlichen Licht wegzukommen und eins mit der Natur zu sein. Bade in natürlichem Sonnenlicht und schlaf ein, wenn die Sonne untergeht. Im Handumdrehen stellen Sie Ihren Schlafrhythmus wieder her.

Musik-Therapie

Musik wird seit der Antike zur Bekämpfung von Schlaflosigkeit eingesetzt. Es ist ein Heilmittel, das helfen kann, Ängste zu lindern, die zu einer schlechten Schlafqualität beitragen können. Der größte Vorteil dieser Technik ist, dass sie einfach zu bedienen ist und keine Nebenwirkungen hat.

Es gibt viele verschiedene Arten der Musiktherapie und sie unterscheiden sich in den Arten der neurologischen Stimulation, die sie hervorrufen. Zum Beispiel kann klassische Musik ein mächtiges Werkzeug für Komfort und Entspannung sein, während Rockmusik Unannehmlichkeiten verursachen kann. Versuchen Sie, sanfte und entspannende Musik zu hören, die Naturgeräusche wie

Ozean, Vögel, Wasserfälle usw. enthält.

Mehrere Studien zeigten, dass Menschen, die vor dem Schlafengehen beruhigende Musik hören, die Schlafqualität in der Nacht verbessern als Menschen, die sie nicht hören. Wenn Sie also Schwierigkeiten beim Einschlafen haben, kann dies eine Lösung sein.

Aufbruch für eine bessere Erholung

Der Ruhezustand ist kein Ein-/Ausschalter. Ihr Körper braucht Zeit, um sich zu entspannen und sich auf den Schlaf vorzubereiten. Schlaflose Menschen haben oft Schwierigkeiten, ihr Gehirn nachts auszuschalten. Du kannst versuchen, die Ausrüstung auszuschalten, um eine bessere Nachtruhe zu bekommen. Diese Technik hilft, die Dinge zu beruhigen, damit dein Körper versteht, dass es Zeit zum Ausruhen ist. Um die Voraussetzungen für den Schlaf zu schaffen, ist es wichtig, dass wir uns entspannen und den Geist verdunkeln.

Zum Beispiel, wenn Sie ein heißes Bad nehmen, bevor Sie ins Bett gehen, wird dies einen Rückgang der

Körpertemperatur verursachen, was dazu führt, dass Ihr Körper anfängt, sich auf den Schlaf vorzubereiten. Durch das Duschen mit warmem Wasser verlangsamt die Körpertemperatur die Stoffwechselfunktionen wie Atmung, Verdauung und Herzfrequenz. Ihr Körper wird verstehen, dass es Zeit ist, sich zu entspannen. Wenn du die Gewohnheit hast, Musik zu hören, bevor du jede Nacht ins Bett gehst, wird dein Körper darauf konditioniert, nachts Musik zu hören, die das Signal zur Schlafenszeit ist.

Es geht um Gewohnheiten und Konditionierung. Nehmen Sie mindestens eine halbe Stunde vor dem Schlafengehen Ruhe, um Atem- oder Entspannungsübungen durchzuführen, um Ihren Geist zu befreien. Der Zweck dieser Abschaltzeit ist es, Ihrem Gehirn zu sagen, dass es Zeit zum Entspannen, Entspannen und Schlafen ist.

Schlafen in einem kühlen Raum

Diejenigen, die Schwierigkeiten beim Einschlafen haben, haben oft eine höhere Kernkörpertemperatur unmittelbar vor dem Einschlafen im Vergleich zu ihren gesünderen Kollegen. Daher muss diese Gruppe von Insomniakern mindestens 2 bis 4 Stunden warten, bevor ihre Körpertemperatur sinkt und der Schlaf beginnt.

Untersuchungen zeigen, dass die optimale Raumtemperatur zum Schlafen zwischen 16 und 20 Grad Celsius liegt. Wenn Sie versuchen zu schlafen, genießt Ihr Gehirn die kalte Umgebung.

Das Schlafen in einem Kühlraum hilft auch, das Altern zu bekämpfen. Hilft bei

der Freisetzung von Anti-Aging-
Hormonen, bekannt als Melatonin, ein
starkes Antioxidans, das Entzündungen
bekämpft, das Immunsystem stärkt,
kognitiven Rückgang und Krebs
verhindert.

Es gibt ein Sprichwort, dass diejenigen,
die früh ins Bett gehen und früh
aufstehen, länger leben. Es macht viel
Sinn, wenn man bedenkt, dass das
Schlafen in einem Kühlraum die
Neurodegeneration und den oxidativen
Stress reduziert. Ich kann weiter und
weiter über die Anti-Aging-Vorteile einer
guten Nachtruhe in einer kalten
Umgebung sprechen. Aber der Schlüssel
zur Steigerung der Produktion von Anti-
Aging-Hormonen in Ihrem Körper ist es,
ausreichend Schlaf zu bekommen.

Und der erste Schritt dabei ist die
Schaffung einer optimalen

Schlafumgebung durch Absenken der Schlaftemperatur. Schlafmangel hat viele schädliche Auswirkungen auf die körperliche und geistige Gesundheit. Letztendlich kann es Ihr Leben gefährden. So stellen Sie sicher, dass Sie Ihre Schlafgewohnheiten festlegen, und Sie können damit beginnen, indem Sie eine optimale Schlafumgebung schaffen.

Pause im Schweiß

Trainiere früh. Es ist kein Geheimnis, dass Bewegung den Schlaf und die allgemeine Gesundheit verbessert. Aber eine in der Zeitschrift Sleep veröffentlichte Studie zeigt, dass die Menge an Bewegung, die sie ausüben, und wann sie trainieren, einen Unterschied macht. Die Forscher fanden heraus, dass Frauen, die jeden Morgen an 7 Tagen in der Woche mindestens 30 Minuten lang mit mäßiger Intensität trainieren, weniger Schlafprobleme haben als Frauen, die weniger trainieren oder später am Tag trainieren. Das Morgentraining scheint sich positiv auf unseren Körperrhythmus auszuwirken, was wiederum unsere Schlafqualität verbessert.

Einer der Gründe für diese Interaktion

zwischen Training und Schlaf kann die Körpertemperatur sein. Die Körpertemperatur steigt während des Trainings an und dauert bis zu 6 Stunden, um zur Normalität zurückzukehren. Denn niedrigere Körpertemperaturen sind mit einem besseren Schlaf verbunden. Deshalb ist es wichtig, dass Ihr Körper Zeit hat, sich vor dem Schlafengehen abzukühlen.

Der Schlaf ist ein wichtiger Teil unserer Gesundheit und Heilung. Nehmen Sie es ernst und suchen Sie die Hilfe eines Facharztes für Funktionsmedizin auf, wenn Sie Ihren Schlaf nicht kontrollieren können. All dies erfordert Disziplin und Engagement. Sobald Sie Ihre biologische Uhr wiederherstellen und zu einem normalen Schlafrhythmus zurückkehren, werden Sie endlich die Vorteile eines erholsamen, erholsamen Schlafes genießen.

Lebensstiländerung bei Schlaflosigkeit

Im vorherigen Kapitel haben wir über die beiden grundlegenden Kategorien von Mitteln zur Überwindung von Schlaflosigkeit gesprochen. Diese extrinsischen Faktoren konnten jedoch die Ursache der Schlaflosigkeit nicht beseitigen. Ja, Sie können sich nach dem Ausprobieren dieser Mittel besser fühlen, aber Schlaflosigkeit kann nur vollständig geheilt werden, wenn die Ursache des Problems beseitigt ist. Andernfalls besteht eine hohe Wahrscheinlichkeit, dass die Schlaflosigkeit rückfällig wird.

Also, was ist die Ursache von Schlaflosigkeit? Für viele ist die Hauptursache für Schlaflosigkeit ein schlechter Lebensstil und schlechte

Schlafgewohnheiten. Einfache Änderungen des Lebensstils können einen großen Unterschied in der Qualität Ihres Schlafes machen.

Obwohl nicht alle Schlaflosigkeit wird durch Stress verursacht, ist es unbestreitbar, dass Menschen, die ständigen Stress erleben, anfälliger für Schlaflosigkeit sind. Im Falle einer damit verbundenen Stress-Schlaflosigkeit wird die Behandlung oder Beseitigung des Stresses die Schlaflosigkeit lindern. Wie im vorherigen Kapitel dieses Buches erwähnt, beeinflusst Stress die Qualität des Schlafes einer Person, die ihren Schlafrhythmus ändern kann. So wird es schwierig sein, nachts einzuschlafen und tagsüber wach zu bleiben.

Es ist wichtig, alle Teile deines Lebens bestmöglich zu managen, um sicherzustellen, dass du in einem gesunden Gleichgewicht bist. Du musst sicherstellen, dass du jeden Tag genug Schlaf bekommst. Der Schlaf spielt eine wichtige Rolle für Ihre körperliche Gesundheit. Zu wenig Schlaf für einen kurzen Zeitraum kann dazu führen, dass Sie sich launischer und gereizter fühlen. Langzeiteffekte können schwerwiegend sein: Herzprobleme, Depressionen, Schlaganfall, Herzinfarkt, um nur einige zu nennen.

Laut Schlafexperten haben mehrere Studien gezeigt, dass sich Menschen, wenn sie genügend Schlaf bekommen, nicht nur besser fühlen, sondern auch ihre Chancen erhöhen, ein längeres, gesünderes und erfolgreicheres Leben zu führen.

Um Schlaflosigkeit zu überwinden, müssen Sie sich von Nikotin, Koffein und Alkohol fernhalten. All dies wird dazu führen, dass der Geist von Natur aus unruhig wird. Eine konstante Menge an Koffein zu haben, wird den Geist zwingen, aktiver zu sein, als er ist.

Die meisten Menschen brauchen die Energie, um den Tag zu beginnen, also haben sie das Stimulans gewählt. Koffein ist heute eine der beliebtesten Stimulanzien, um Wachsamkeit und Wachsamkeit am Morgen und den Rest des Tages zu gewährleisten. Sie wissen jedoch nicht, dass Koffein eine der Hauptursachen für Schlaflosigkeit ist. Es zerstört das natürliche Gleichgewicht zwischen Wachsamkeit und Schlaf.

Daher müssen Schlaflose sich von diesen Getränken fernhalten, um einen guten Schlaf zu haben. Überspringen Sie diese Kaffeepause, trinken Sie ein Glas Wasser anstelle von Kaffee, was der Grund dafür sein kann, dass Sie Probleme haben, einzuschlafen und nachts einzuschlafen.

Außerdem ist die Erstellung eines Schlafplans für Sie eine der besten Selbsthilfetechniken bei Schlaflosigkeit. Es ist ein wichtiger Schritt, um Schlaflosigkeit für immer zu überwinden. Es ist so wichtig, zur gleichen Zeit wie in der Nacht ins Bett zu gehen und jeden Morgen zur gleichen Zeit aufzuwachen, weil der Körper Konsistenz braucht. Der Körper mag Routine. Er wächst mit der Gewohnheit auf. Mit einer regelmäßigen Schlafenszeit und Aufwachzeit bleibt Ihr Körper eher auf Kurs. Wenn möglich, vermeiden Sie wechselnde Zeitpläne, Nachtpartys, Nachtschichten oder andere Dinge, die Ihren Schlafplan stören können.

Wenn du Probleme beim Einschlafen hast, versuche ein Glas warme Milch zu trinken. Es ist ein traditionelles Mittel gegen Schlaflosigkeit, und es gibt Hinweise darauf, dass es Ihnen helfen kann, einen besseren Schlaf zu bekommen. Milch verhindert nicht nur, dass der Hunger den Schlaf stört, sondern enthält auch eine Aminosäure namens Tryptophan, die im Gehirn in eine "entspannende" Chemikalie namens Serotonin umgewandelt wird. Kalzium ist sehr pro-metabolisch, reduziert Stress und senkt das Niveau des Nebenschilddrüsenhormons, das bekanntermaßen eine Rolle bei Schlaflosigkeit spielt.

Nicht nur das, du kannst jederzeit deinen eigenen Tagesablauf anpassen, um Zeit für Yoga oder Meditation einzuplanen. Es gibt zahlreiche Hinweise darauf, dass Yoga und Meditation das Schlafverhalten verbessern können, oft dramatisch. Es ist wichtig, dass Sie Zeit zum Entspannen haben. Diese Techniken können zu Hause durchgeführt werden, um Komfort und Privatsphäre zu gewährleisten. Es hilft, die Gesamtflexibilität Ihres Körpers zu erhöhen, entspannt Ihren Geist und zerstört Ihren Körper. Versuchen Sie, mindestens 30 Minuten am Tag zu verbringen, entweder zu meditieren oder Yoga zu machen. Typischerweise werden Meditation und Yoga am besten am frühen Morgen an einem ruhigen Ort mit Sonneneinstrahlung durchgeführt.

Für die Meditation müssen Sie sich nur hinsetzen und Ihren Geist befreien. Versuchen Sie, beruhigende Musik zu hören, die Ihnen hilft, sich zu beruhigen. In dem Moment, in dem du dich an die Idee des Meditierens den ganzen Tag über gewöhnt hast, wird sich dein Geist nachts schneller entspannen können und deshalb wird es für dich einfacher sein, einzuschlafen.

Was Yoga betrifft, so kannst du mit einer Gruppe von Freunden zum Yogaunterricht gehen oder zu Hause üben, um mehr Privatsphäre zu haben. Es wird Ihrem Schlaf in vielerlei Hinsicht zugute kommen. Die Praxis bestimmter Yogastellungen wird die Durchblutung des Schlafzentrums im Gehirn erhöhen, was den Schlafzyklus normalisiert.

Denken Sie daran, dass Schlaf keine Lifestyle-Wahl oder Luxus ist; er ist natürlich und notwendig. Wurzeln Sie also die zugrunde liegenden Ursachen aus, ändern Sie Ihre Ernährung, trinken Sie ein Glas warme Milch, setzen Sie eine Schlafenszeit, machen Sie etwas Yoga und meditieren Sie. Befolgen Sie die obigen Tipps und Sie werden schließlich einen guten Schlaf bekommen.

Trennung der Verbindung

➢ **Wie man Schlaflosigkeit bekämpft**

Die Bekämpfung von Schlaflosigkeit ist ein harter Kampf. Wenn Sie versuchen, Schlaflosigkeit zu heilen, versuchen Sie tatsächlich, Ihren Geist davon abzuhalten, nachts zu aktiv zu sein. Es gibt keinen Grund, Angst zu haben, unzählige Nächte hintereinander wach zu bleiben und sich zu fragen, ob das alles zu Ende geht.

Sich nur Sorgen zu machen, verursacht schlaflose Nächte. Also hör auf, Schlaflosigkeit in deinem Kopf zu bekämpfen! Alles, was du tun musst, ist, dein Affenhirn auszuschalten.

Nachts willst du, dass dein Verstand so weit verlangsamt, dass du schnell einschlafen kannst. Eine ausreichende Menge an Schlaf hilft Ihnen, am nächsten Tag voll wach zu bleiben und sorgt für einen guten Schlaf. Einer der Gründe, warum Menschen kämpfen, um einzuschlafen, ist, weil ihr Affenhirn sich weigert, abzuschalten. Meistens denken sie an nutzlose Dinge, die überhaupt nicht von Nutzen sind, sondern nur verhindern, dass sie einschlafen.

Das Herunterfahren erfordert Übung. Für viele beschäftigte Erwachsene ist das einzige Mal, dass sie über ihr Leben nachdenken, die Schlafenszeit! Es ist gut, von Zeit zu Zeit nachzudenken, aber nicht vor dem Schlafengehen. Oft ist dies der größte Täter, der dich davon abhält, einzuschlafen.

Also für diejenigen, die über ihr Leben

nachdenken wollen, erwägen Sie, früher aufzustehen, um morgens Zeit zu haben, dies zu tun, oder planen Sie sogar eine Zeit nachts ein, um etwas nachzudenken.

➤ *Stimulierende Nacht = Schlechter Schlaf*

Ein weiterer Grund, warum Menschen die Verbindung nicht trennen, ist, dass sie nachts viele Aktivitäten haben, die zu stimulierend sind, so dass sie wach bleiben, anstatt sich müde zu fühlen. Einige lieben es sogar, nachts Koffein zu trinken! Kein Wunder, dass die Menschen darum kämpfen, einzuschlafen! Halten Sie sich also von Kaffee, Handys, Laptops und Fernsehern fern, wenn es Zeit zum Schlafengehen ist. Vermeiden Sie Aktivitäten, die Sie zum Denken zwingen und die nachts körperliche Anstrengung erfordern. Und vor allem, vermeiden Sie den "Blue Screen" von elektronischen

Geräten.

➢ *Verpassen Sie nicht den Schlaf einer anderen Nacht.*

Ein weiterer Schlüssel zum Einschlafen ist die Programmierung des Schlafes. Die meisten Leute tun das nicht. Stattdessen entscheiden sie sich dafür, erst dann einzuschlafen, wenn sie müde sind. Aber was sie stattdessen tun sollten, ist, ihre Routine festzulegen und ihre Schlafenszeit zu planen. Im Falle von Wiederholungen wird Ihr Geist darauf konditioniert, sich auszuschalten, wenn die Uhr zur üblichen Zeit ankommt, um einzuschlafen.

Eine regelmäßige Schlafroutine ist möglicherweise die beste Technik, um eine bessere Schlafqualität zu gewährleisten. In der Tat, unser Körper gedeiht auf einem konsistenten Schlafplan und Regelmäßigkeit. Obwohl es keine Einheitslösung gibt, wird eine konsistente Schlafroutine definitiv helfen, chronische Schlaflosigkeit ein für alle Mal zu besiegen.

Wie man nachts "ausschaltet".

Das erste, was Sie tun sollten, nachdem Sie gegessen und für die Nacht aufgeräumt haben, ist, Ihre Elektronik auszuschalten. Wenn Sie Ihr Telefon oder Ihren Computer eingeschaltet haben, wenn Sie sich auf das Bett vorbereiten, wird dies Ihr Gehirn stimulieren und es mit der Zeit schwieriger machen, zu schlafen. Gib es zu, deine Elektronik macht süchtig und du wirst nicht wissen, wann du aufhören musst.

Das Licht stört Ihr Schlafverhalten und hält Sie wach. Es wird empfohlen, die Verwendung von Gadgets um jeden Preis mindestens 1 Stunde vor dem Schlafengehen zu vermeiden.

Lesen vor dem Schlafengehen ist in Ordnung, aber nicht durch Ihre elektronischen Geräte. Das Lesen eines physischen Buches als Hobby vor dem Schlafengehen hilft Ihnen tatsächlich, sich auf den Schlaf vorzubereiten. Es ist besser, nicht in deinem Zimmer zu lesen. Du wirst ermutigt, in einem anderen Raum zu lesen, da du nicht willst, dass dein Geist in dem Raum aktiv ist, in dem du schlafen musst. Noch einmal, um deinen Geist zu konditionieren, damit er sich abschaltet, sobald du dein Schlafzimmer betrittst. Wenn du dich beim Lesen eines Buches völlig entspannen kannst, dann ist es in Ordnung, dies im Bett zu tun. Ansonsten ist es besser, in einem anderen Raum zu lesen.

Als nächstes kannst du Musik hören und jede Art von Erinnerung schreiben, die du für den nächsten Tag brauchst. Musik hilft, den Geist zu beruhigen und Stress abzubauen. Versuchen Sie, Musik zu hören, die weicher und langsamer im Rhythmus ist. Das Hören von allem, was laut oder aufregend ist, wird deinen Geist stimulieren und es für dich schwieriger machen, einzuschlafen. Zum Beispiel befinden Sie sich in einem Zustand der Entspannung, wenn Sie klassische Musik statt Rock hören.

Ein weiterer Tipp ist, die Tage vor dem Schlafengehen im Voraus zu planen. Das Schreiben von Erinnerungen für den nächsten Tag hilft, den Geist zu befreien.

Im Bett wach zu bleiben und sich ständig daran zu erinnern, dass man sich an etwas erinnern muss, wird den Geist aktiv halten. Betrachten Sie Ihr Notebook als einen "Werfen Sie es weg und vergessen Sie es" Tresor. Schnapp dir einfach ein Stück Papier und schreib ein paar Notizen. Es wird dir helfen, dich zu beruhigen und schneller einzuschlafen.

Eine andere Sache, die du tun kannst, ist, ein Entspannungsgetränk wie Tee zu trinken, kurz bevor du ins Bett gehst. Achten Sie jedoch darauf, sich von Koffein, Alkohol und zuckerreichen Getränken fernzuhalten. Eine gute Tasse Tee kann den Geist beruhigen und dem Körper helfen, sich zu entspannen.

Dies ist auch eine ausgezeichnete Möglichkeit, Zeit für sich selbst zu schaffen. Eine Zeit zum Ausruhen und Entspannen. Sie können dies tun, während Sie lesen oder Musik hören. Wenn Sie keine Freude am Teetrinken haben, dann sollten Sie vor dem Schlafengehen einen leichten Snack in Betracht ziehen. Iss nichts, was zu kalorienreich und schwer verdaulich ist. Ein leichter Snack ist jedoch gut, denn manchmal ist der Grund, warum man Schwierigkeiten beim Schlafen hat, einfach, weil man hungrig ist.

Eine weitere Möglichkeit, einen erholsamen Schlaf zu gewährleisten, ist die Senkung der Raumtemperatur. Am besten ist es, wenn Sie Ihren Raumthermostat so einstellen, dass er etwas kälter wird. Unser Körper ist so konditioniert, dass er, wenn er in eine kühlere Umgebung kommt, ein Signal erhält, dass es Zeit zum Ausruhen ist.

Auch warum nicht kurz vor dem Schlafengehen eine schnelle Dusche nehmen? Vorzugsweise eine kalte Dusche, um sich sofort abzukühlen. Andernfalls können Sie versuchen, einen Bettventilator, eine kühlere Matratze oder einen kurzen Spaziergang zu machen, bevor Sie ins Bett gehen.

Alle der oben genannten Punkte können

Teil Ihrer Schlafenszeit-Routine sein. Probieren Sie sie aus und finden Sie heraus, was das Beste für Sie und Ihren Zeitplan ist. In kurzer Zeit werden Sie kein Problem mehr haben, einzuschlafen und wieder einzuschlafen.

Fazit

Ich hoffe, dass dieses Buch Ihnen helfen und helfen kann, Schlaflosigkeit zu stoppen oder zu verhindern. Sie können alle in diesem Buch aufgeführten Tipps und Strategien ausprobieren, um einen erholsamen Schlaf zu gewährleisten. Schließlich ist erholsamer Schlaf die Grundlage für Ihr geistiges und körperliches Wohlbefinden. Ob es sich nun um künstliche oder natürliche Heilmittel, Änderungen des Lebensstils oder die Etablierung einer Routine handelt, all dies hilft, Schlaflosigkeit zu verhindern.

> ***Also, was soll ich jetzt tun? Es ist Zeit, heute zu handeln!***

Finden Sie heraus, welche dieser

Methoden für Sie am besten funktioniert und setzen Sie sie in Ihrem Alltag um. Schreiben Sie sie auf und stellen Sie sich vor, wie ein normaler Tag aussieht, wenn Sie diese Strategien zu Ihrer Routine hinzufügen.

Nur indem Sie sie testen, können Sie den besten Weg finden, um Schlaflosigkeit zu überwinden.

Denke nur daran, dass nicht alles über Nacht passieren wird und dass es Zeit braucht, bis du eine Veränderung in deinem Leben zum Besseren siehst.

Jetzt ja, ich wünsche dir das Beste für deine Ergebnisse, und denk daran, alles ist praktisch; Theorie ohne Handeln nützt dir nichts. Es bringt alles, was man lernt, in das wirkliche Leben.

Eine große Umarmung, dein Freund, Jorge!

Übrigens, wenn Sie Ihre Ergebnisse nach und nach erreichen, empfehle ich Ihnen sehr, wenn Sie Ihre sozialen Fähigkeiten verbessern wollen, mein Buch "HOW TO CONTROL SOCIAL ANSIEDAD AND PANIC ATTACKS", ist ein Buch, das Ihnen sicherlich sehr helfen wird, jegliche Art von Angst zu vermeiden. Sie können es ohne weiteres in der Amazon-Suchmaschine finden, wie: "Wie man soziale Angst- und Panikattacken kontrolliert" oder nach meinem Namen "Jorge O. Chiesa" suchen..... Ich wünsche Ihnen noch einmal viel Erfolg bei Ihren Ergebnissen!